목차

웰시 코기	2	여우	14
토끼	3	고슴도치	15
달팽이	4	말	16
참새	5	청둥오리	17
돼지	6	코끼리	18
개구리	7	물개	19
다람쥐	8	소	20
사슴	9	카멜레온	21
돌고래	10	고양이	22
닭	11	뱀	23
양	12	호랑이	24
거북이	13		

짧은 다리의 웰시 코기

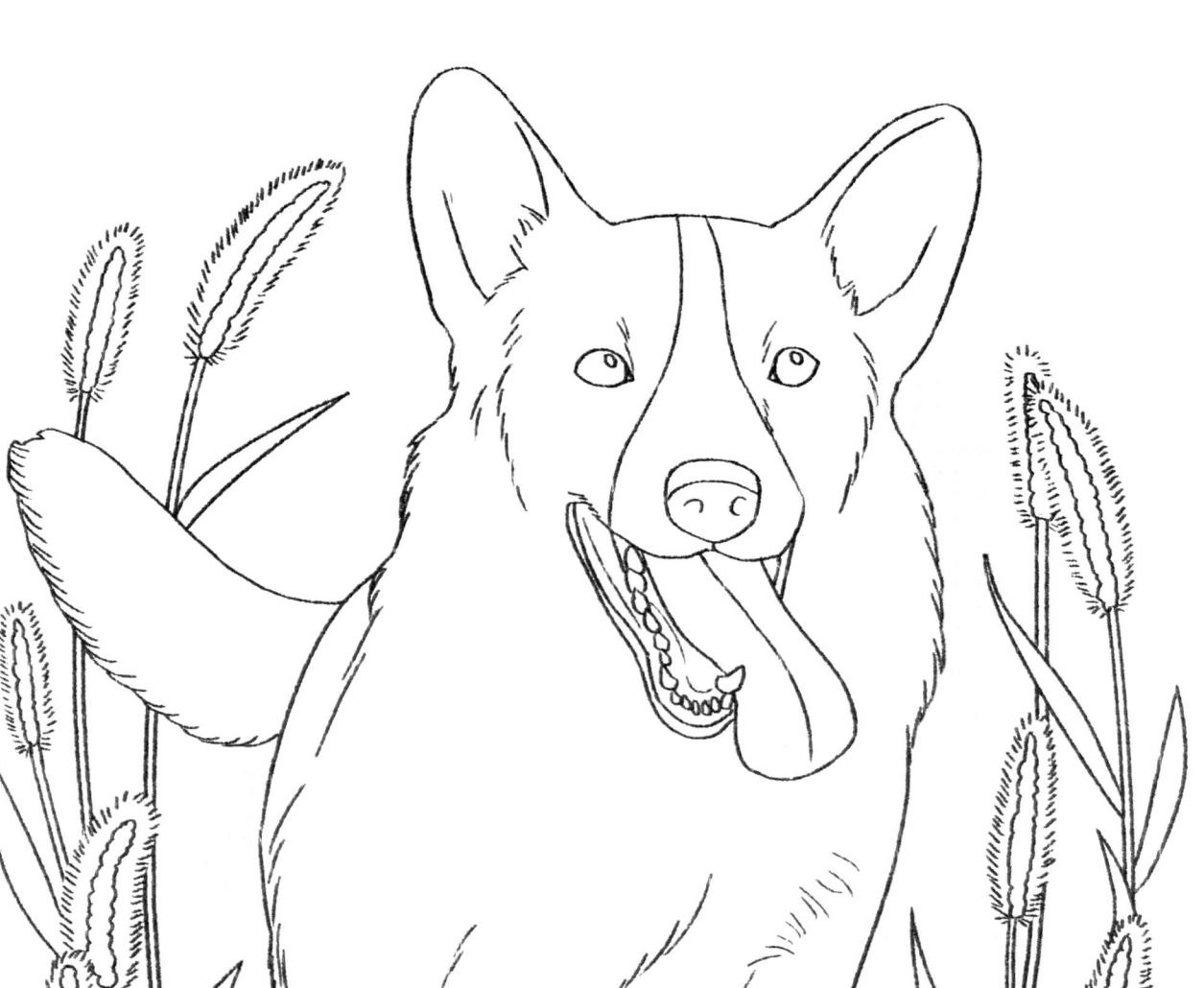

반려동물을 길러본 적이 있나요?

깡충깡충 귀여운 토끼

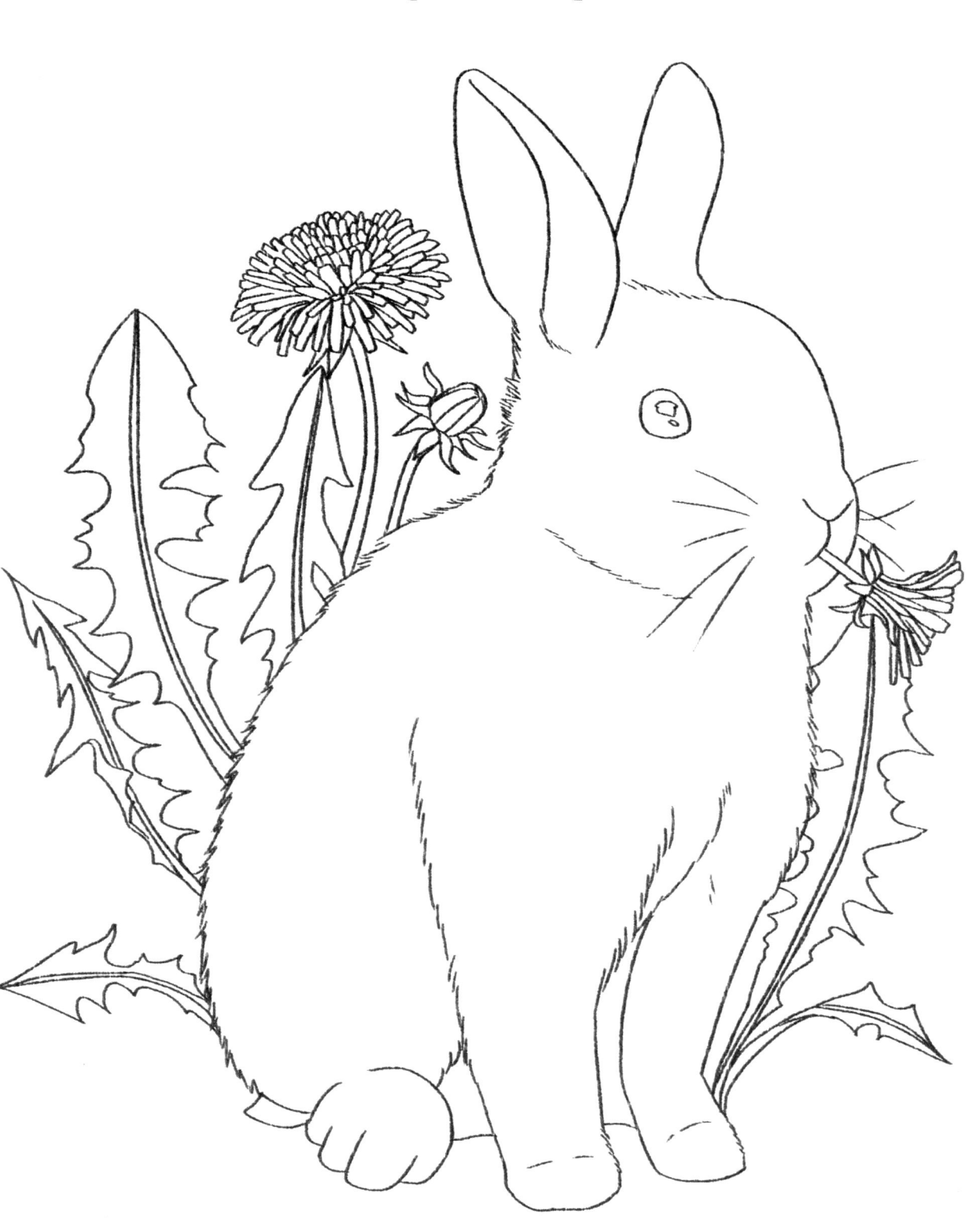

토끼를 보면 어떤 기분이 드나요?

느릿느릿한 달팽이

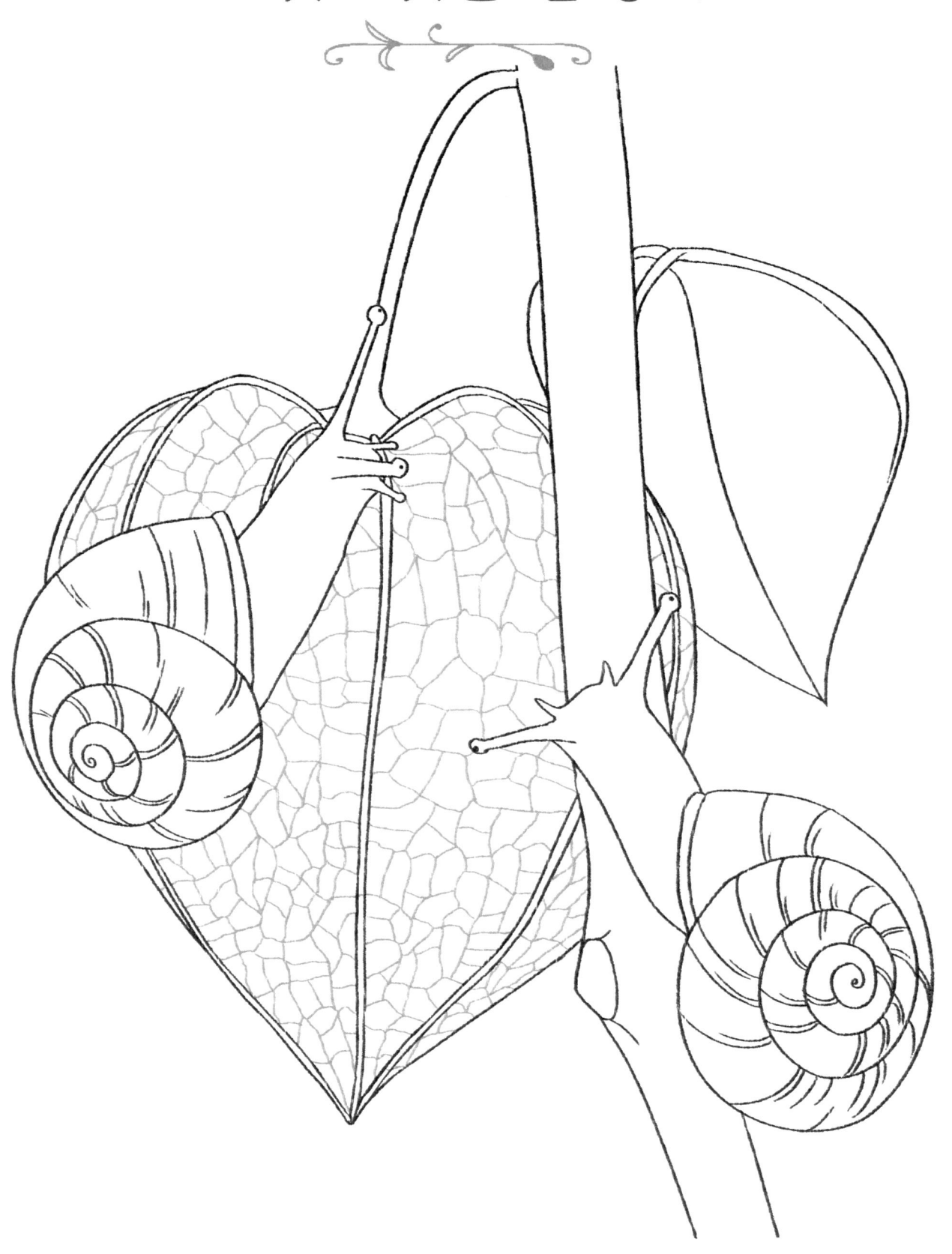

비 오는 날 달팽이를 본 적이 있나요?

우리나라의 대표적인 텃새, 참새

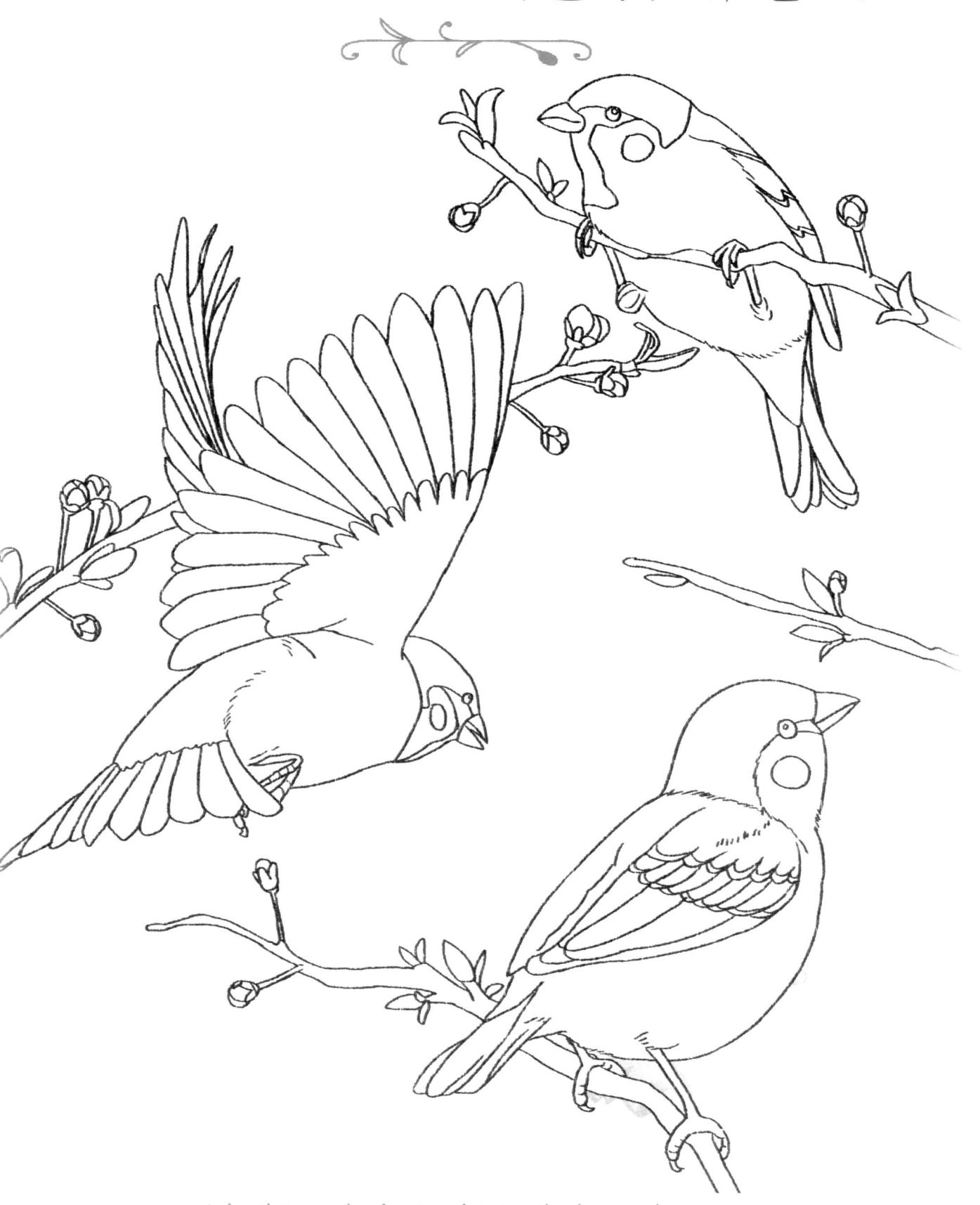

참새는 어떤 소리를 내며 우나요?

다산의 상징, 돼지

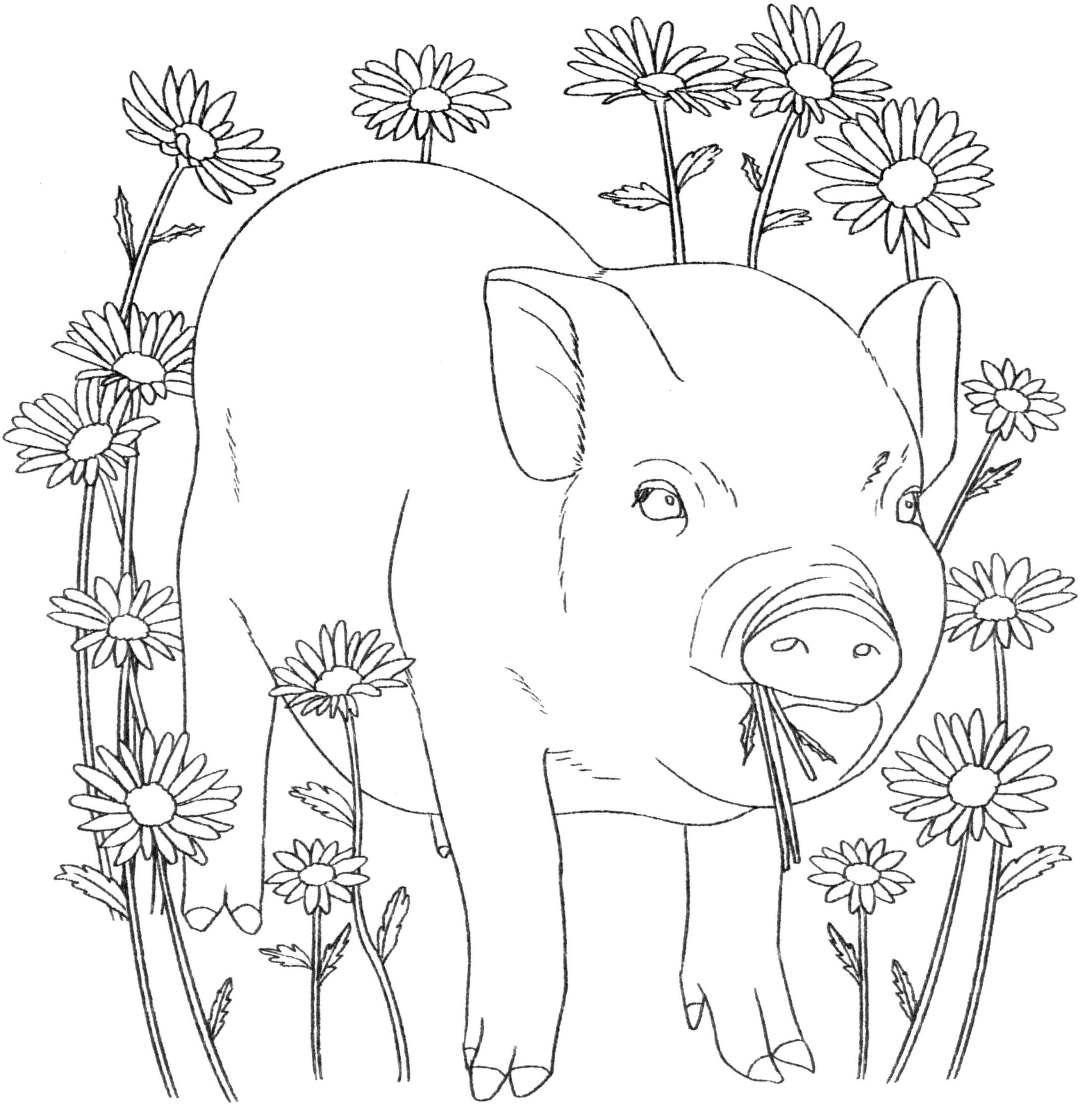

십이지를 순서대로 말씀해 보세요.

개굴개굴 개구리

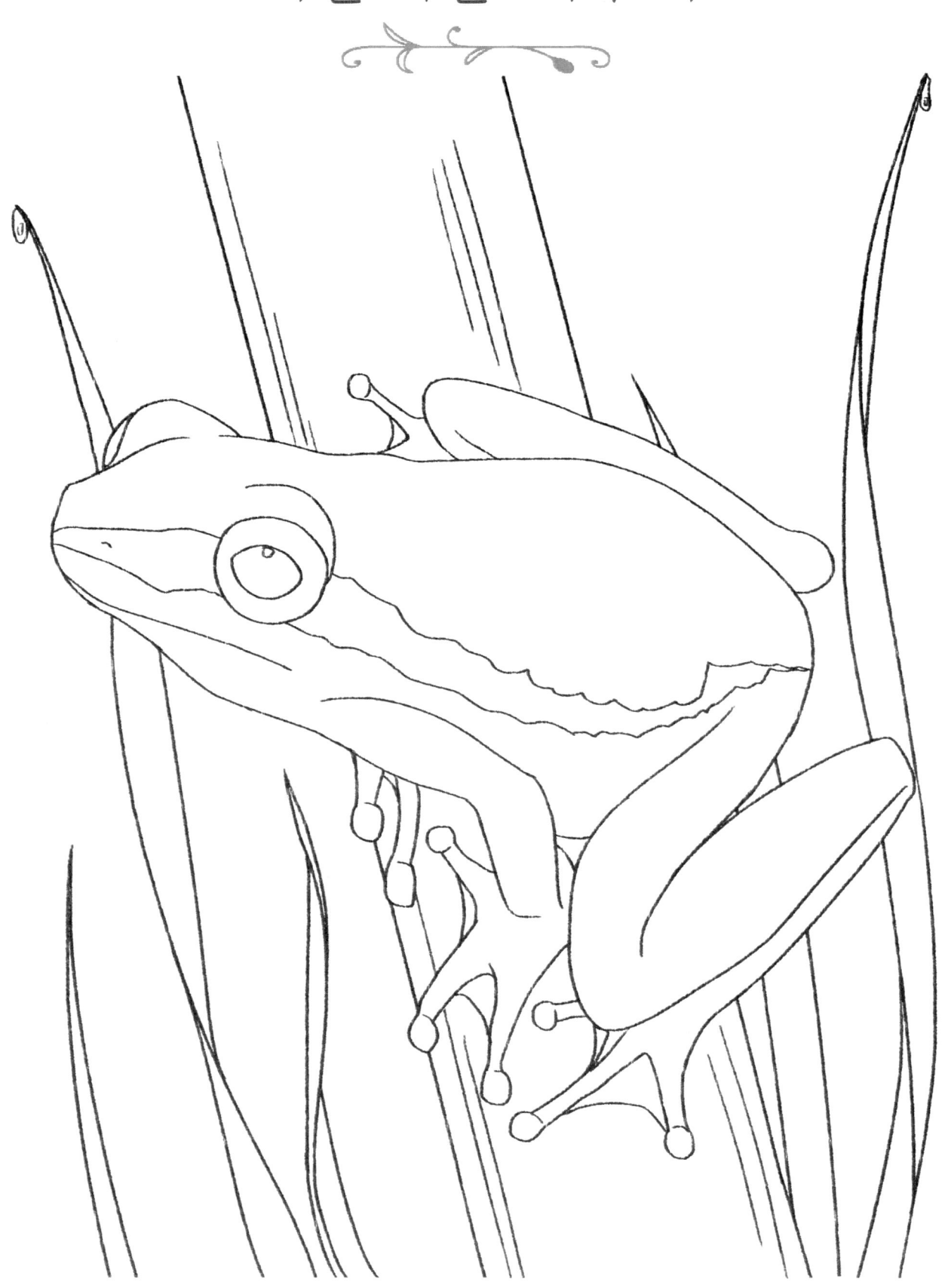

개구리를 어느 장소에서 많이 봤나요?

재빠른 다람쥐

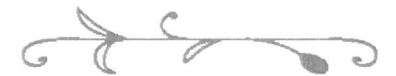

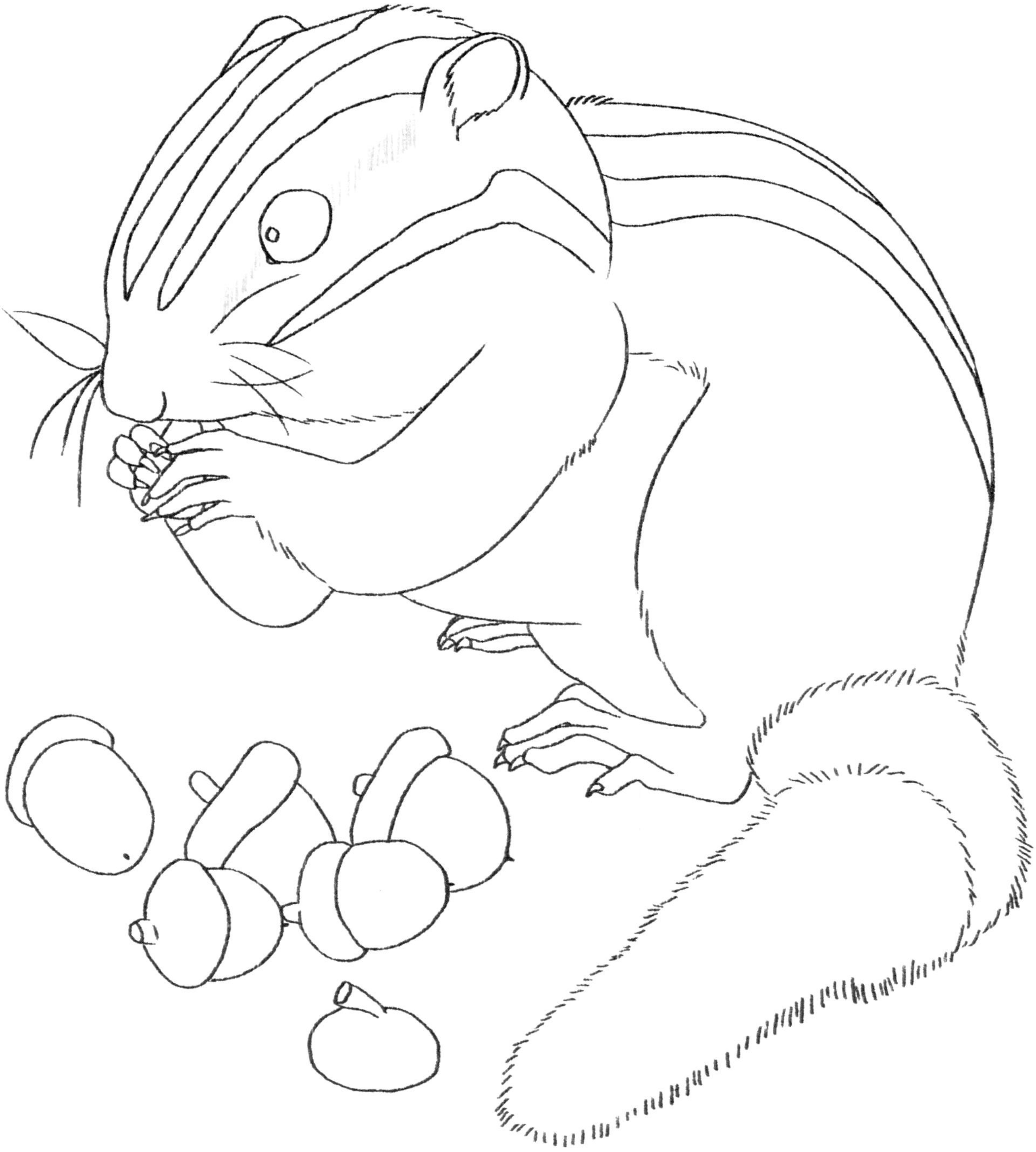

산에서 다람쥐를 본 적이 있나요?

예쁜 눈을 가진 사슴

내가 가장 좋아하는 동물은 무엇인가요?

영리한 포유동물, 돌고래

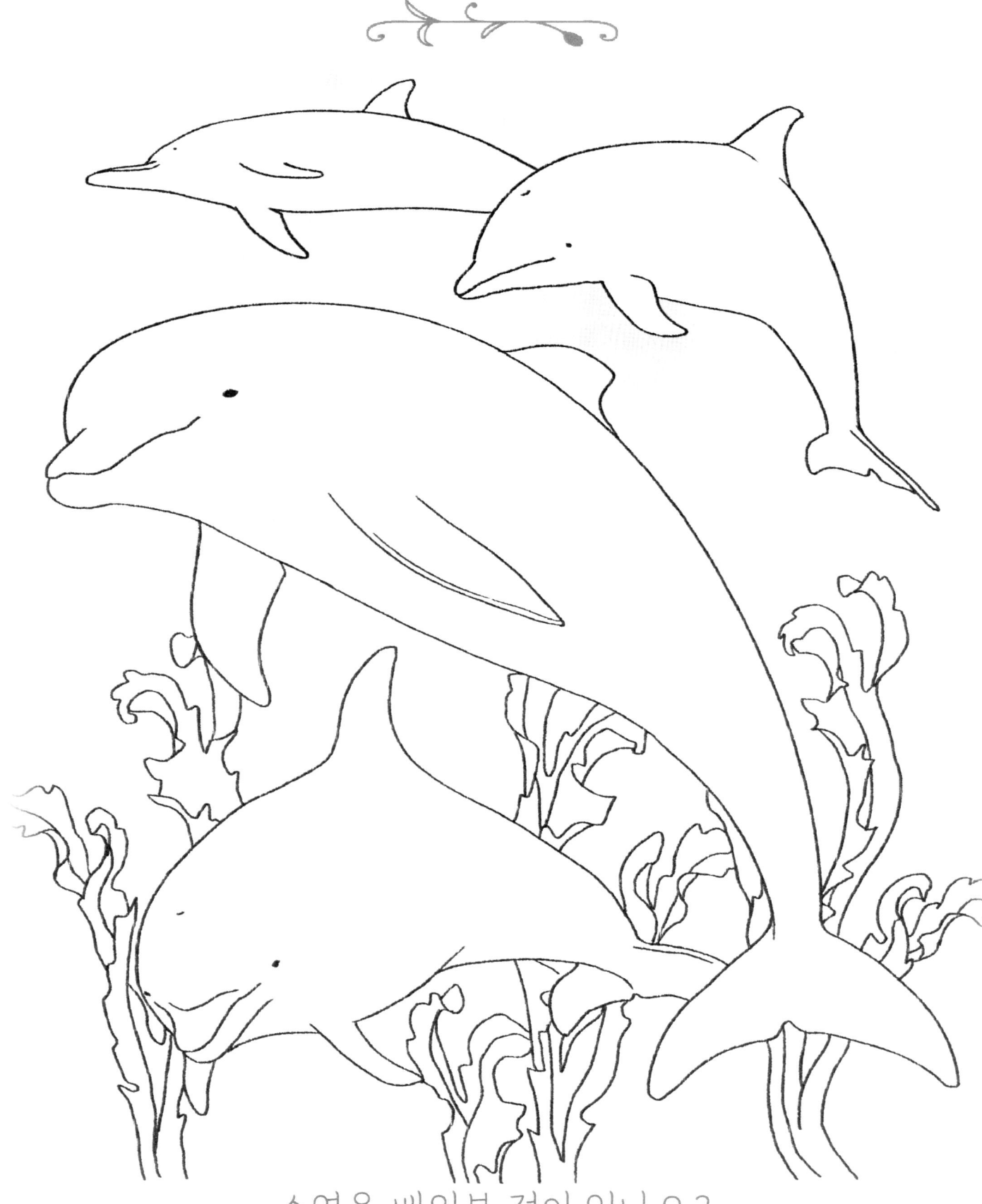

수영을 배워본 적이 있나요?

아침을 알리는 닭

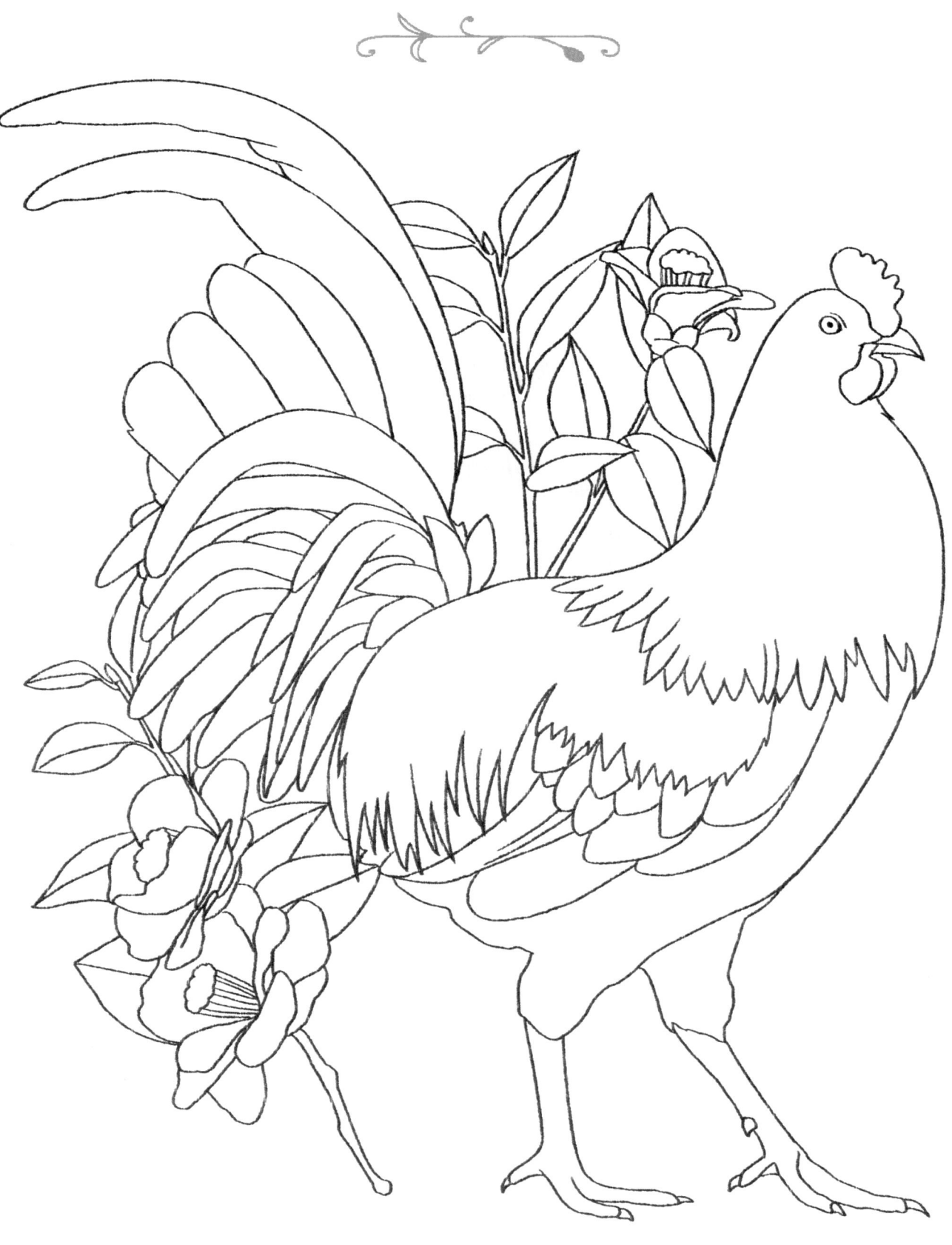

암탉과 수탉을 구별할 수 있나요?

복슬복슬한 양

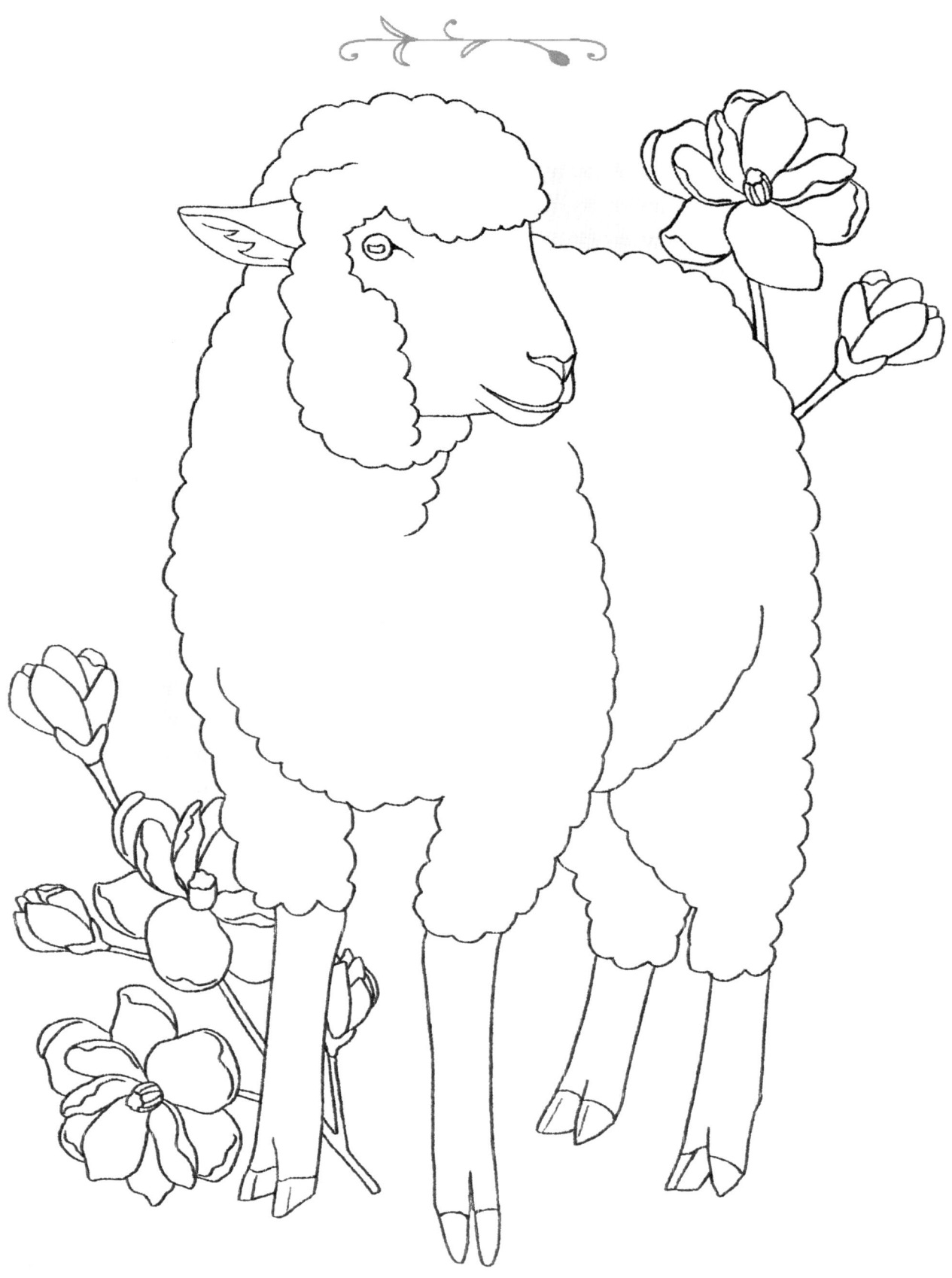

양의 털과 닮은 것을 한 개 이상 말해보세요.

장수를 상징하는 거북이

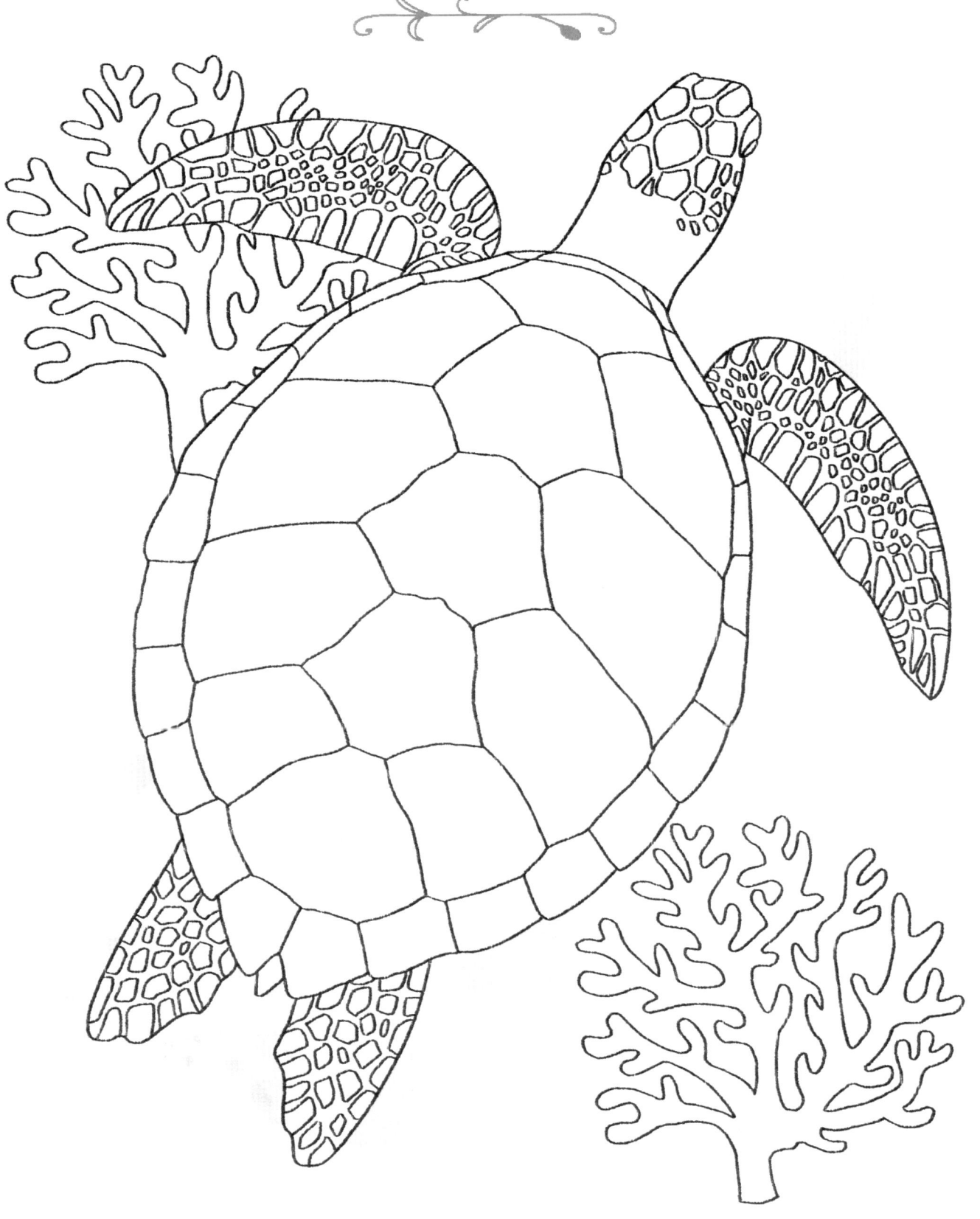

내가 건강을 위해 노력하고 있는 것이 있나요?

꾀가 많은 여우

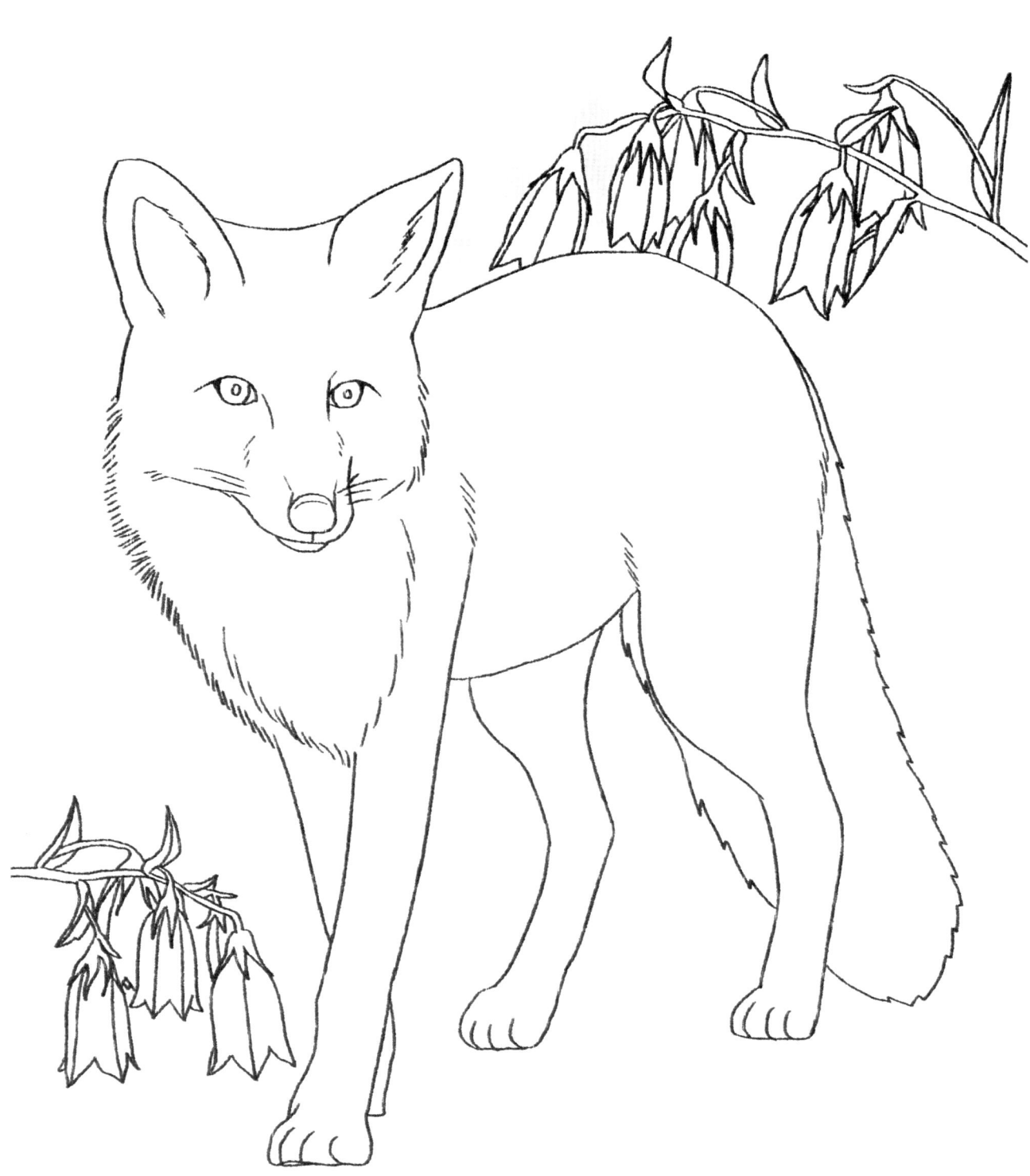

동물과 관련된 속담 세 가지를 말씀해 보세요.

밤송이 같은 고슴도치

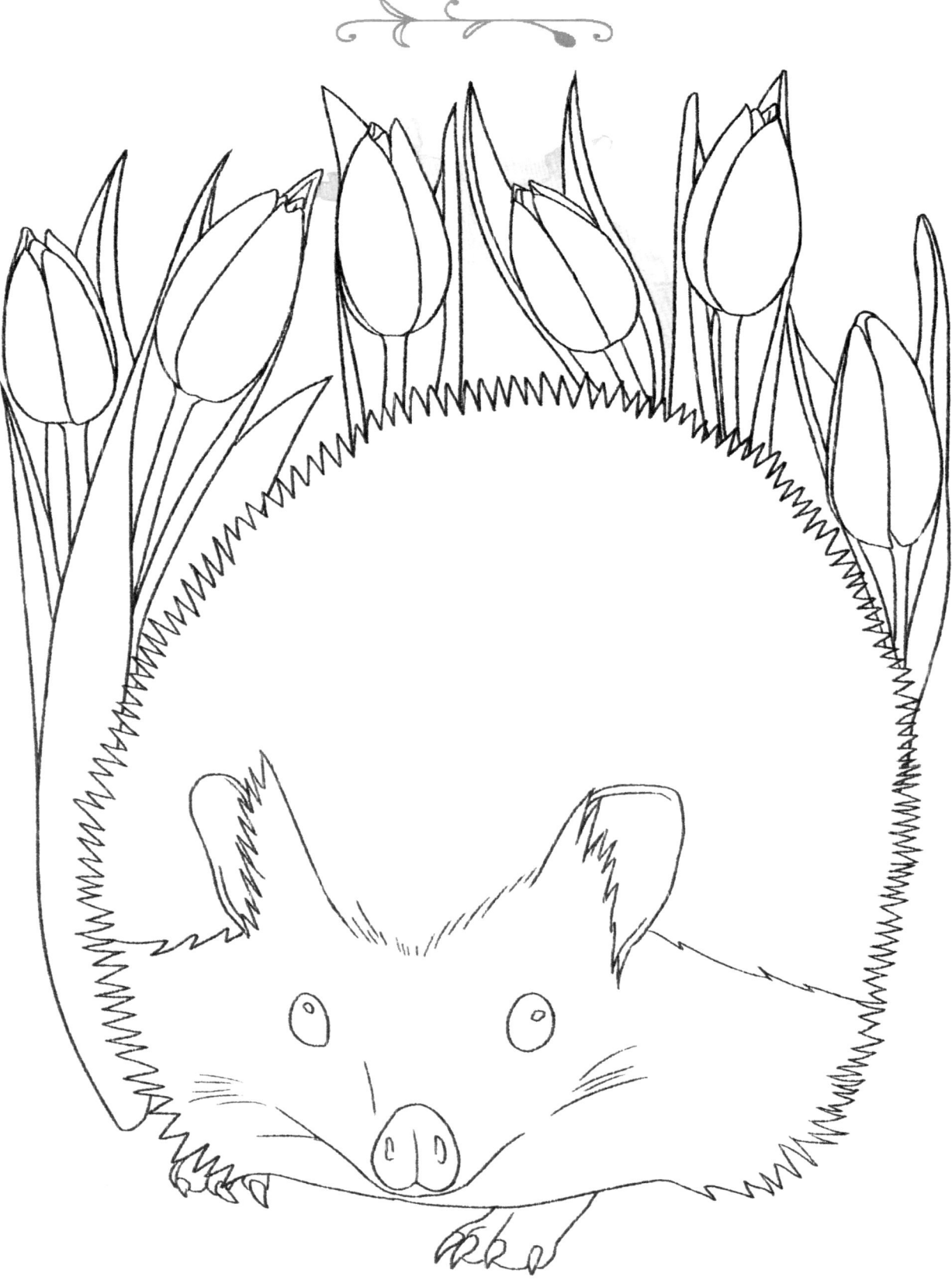

눈에 넣어도 아프지 않을 만큼 아끼는 것이 있나요?

다리가 빠른 말

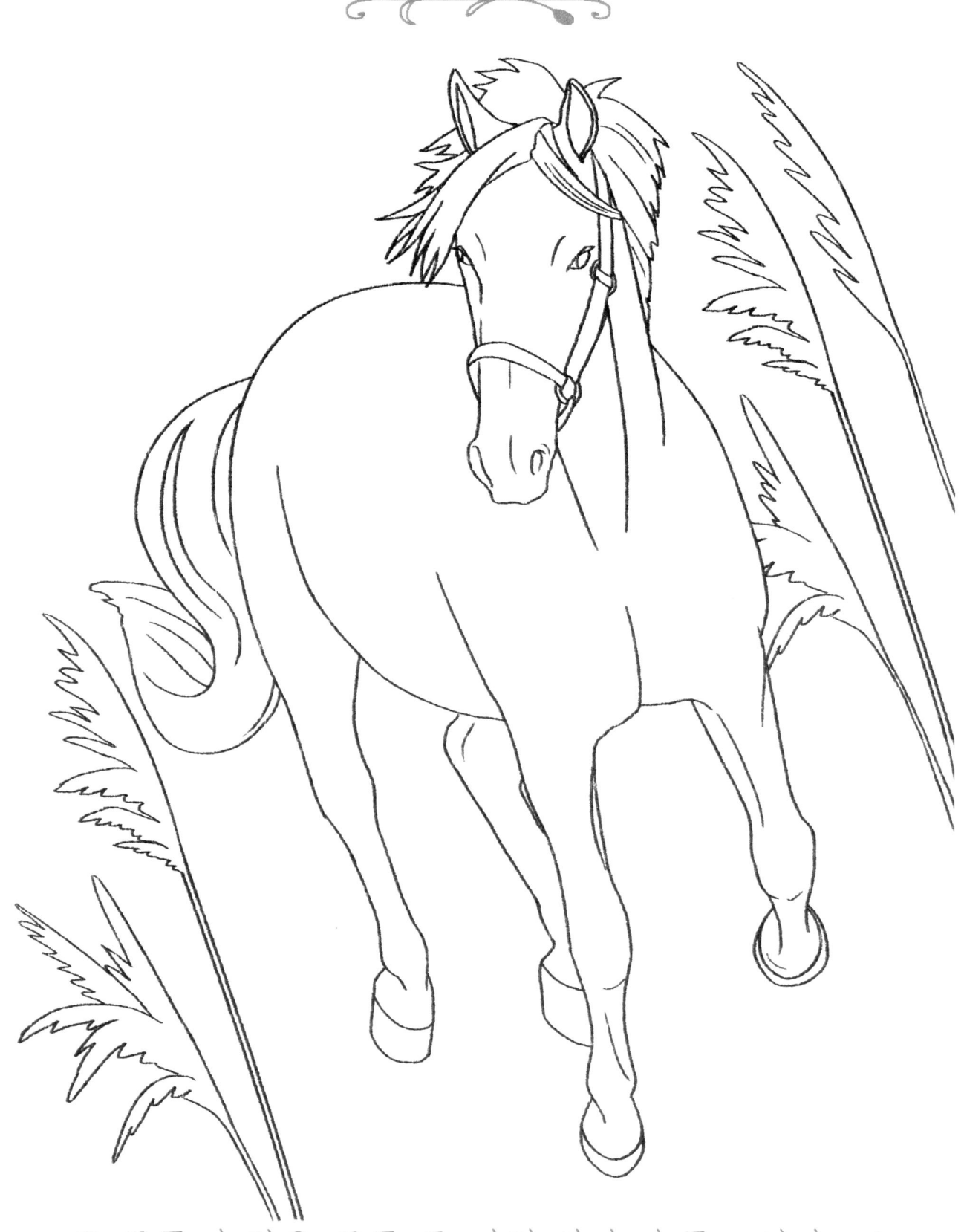

큰 동물과 작은 동물 중 어떤 것이 더 좋으신가요?

겨울 철새, 청둥오리

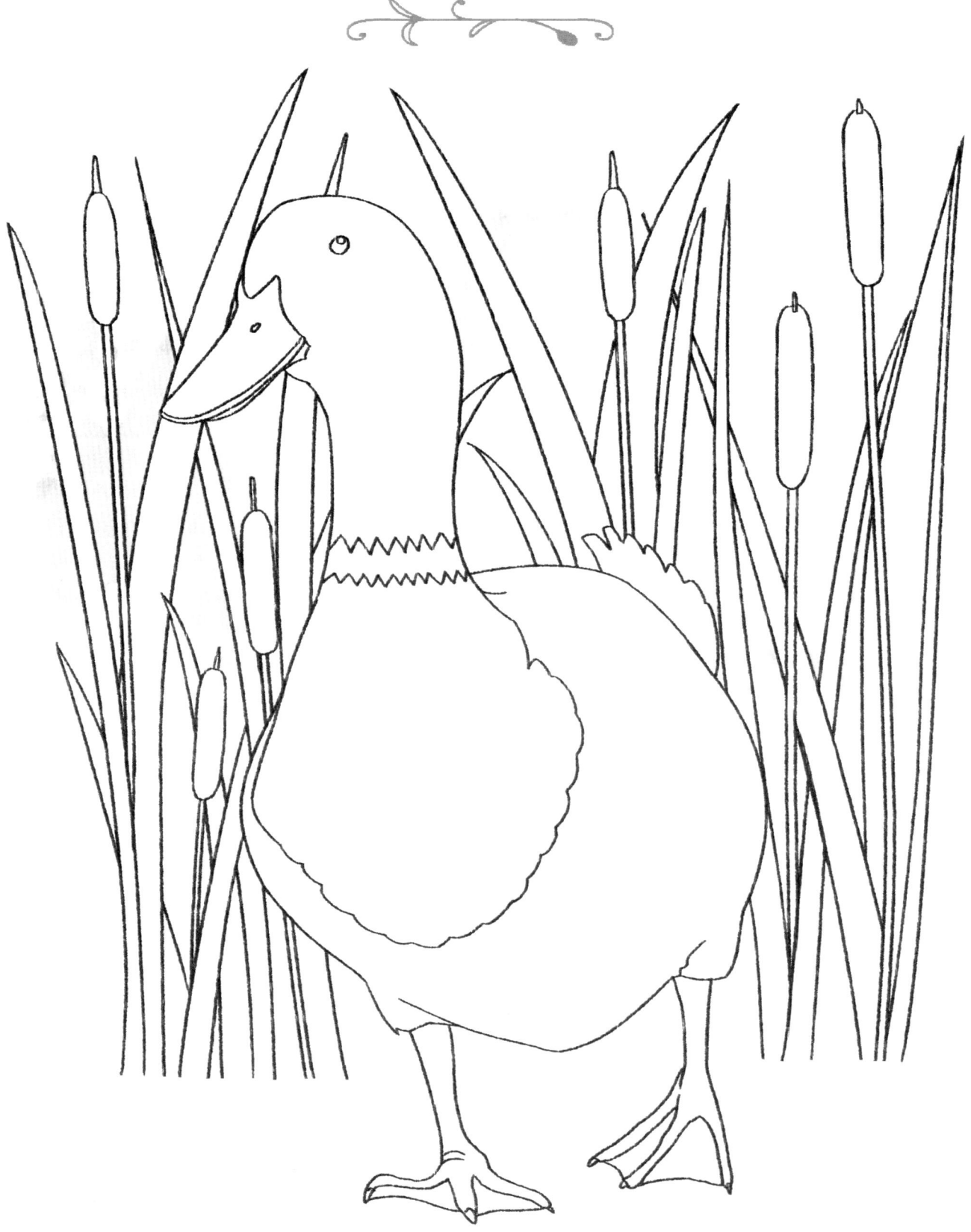

내가 기억하는 오리의 울음소리를 흉내 내 보세요.

육지에서 가장 큰 동물, 코끼리

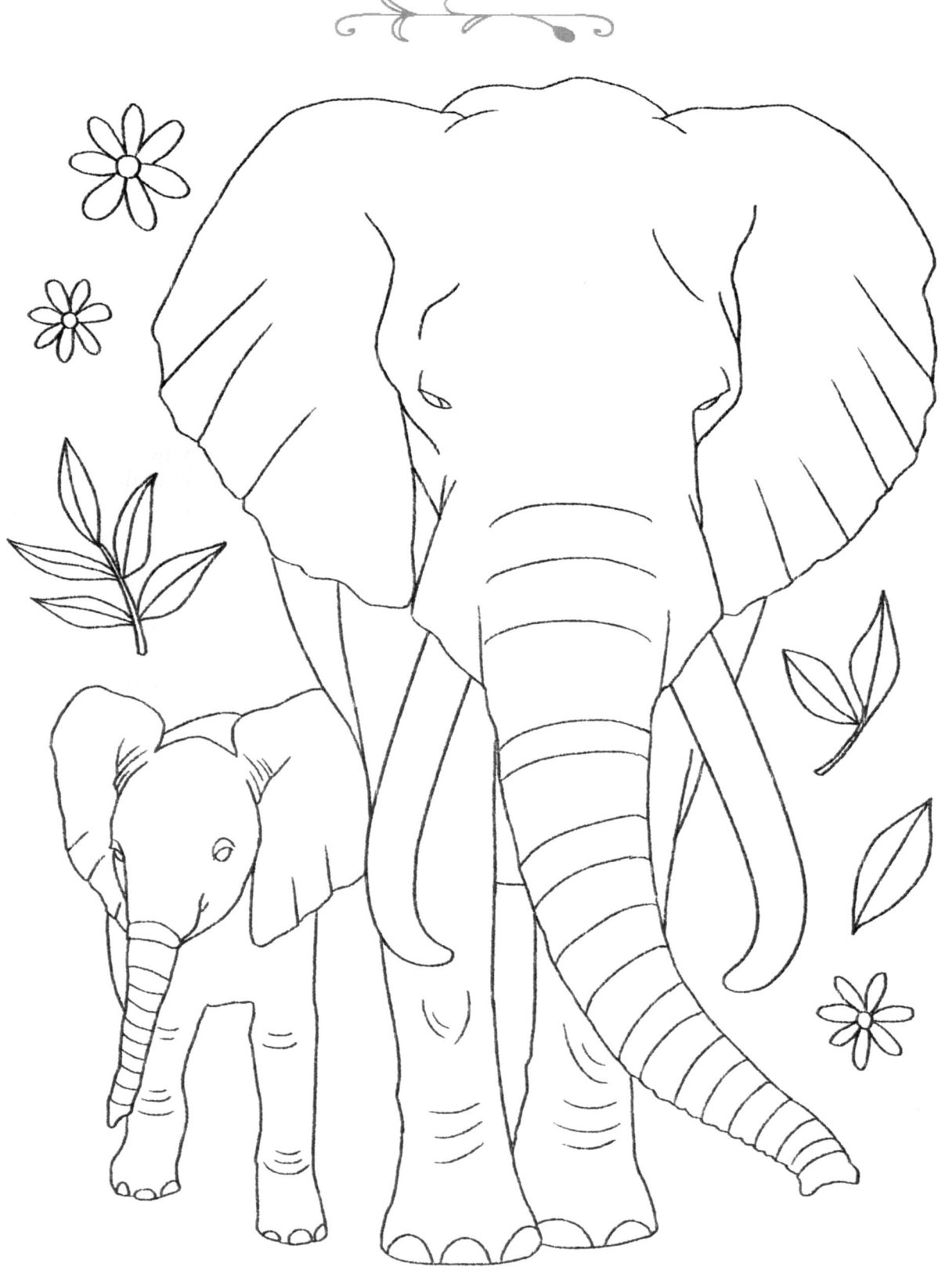

동물원과 관련된 추억이 있나요?

수영을 잘하는 물개

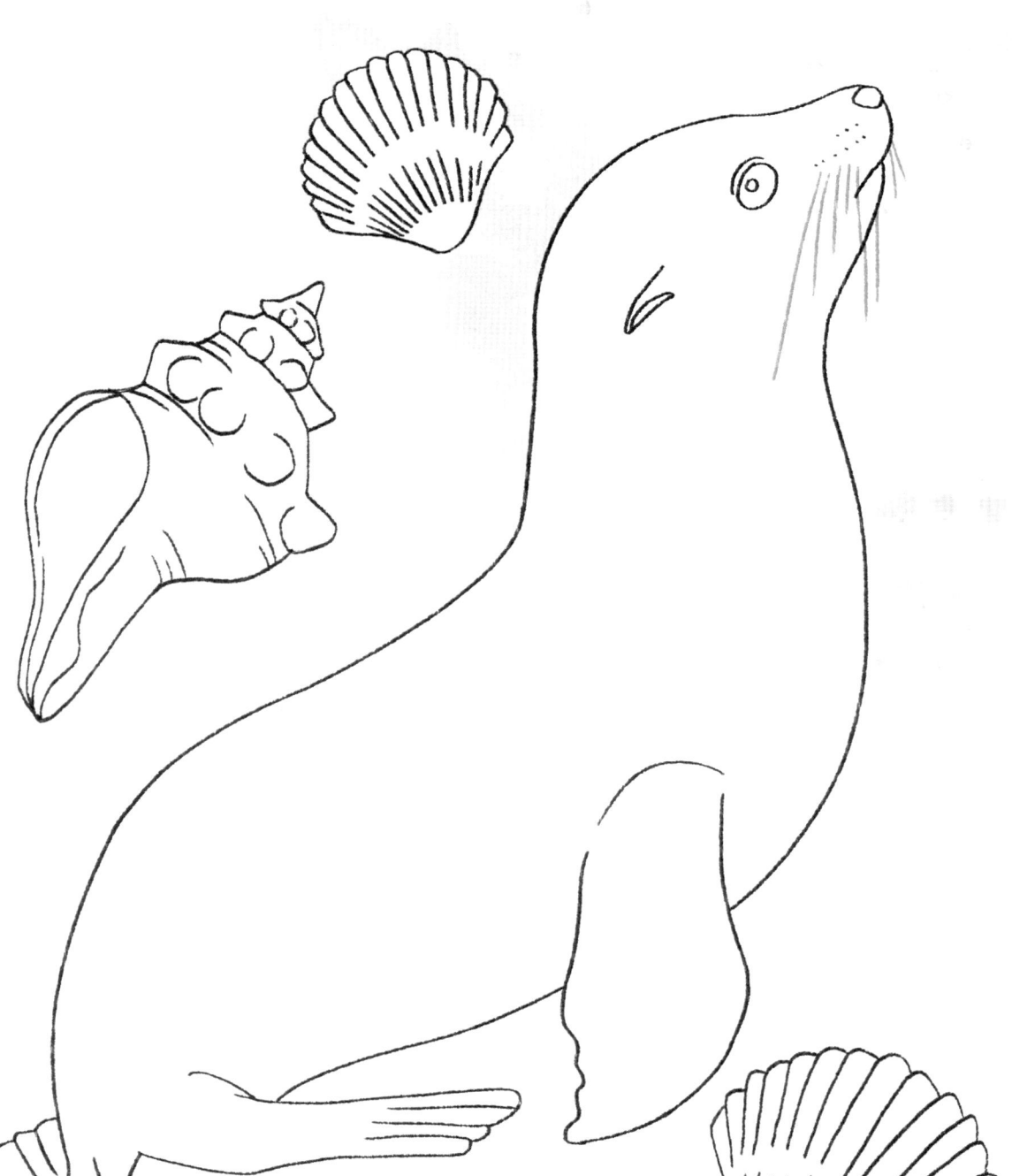

수족관에 놀러 가본 적이 있나요?

사람과 친근한 가축, 소

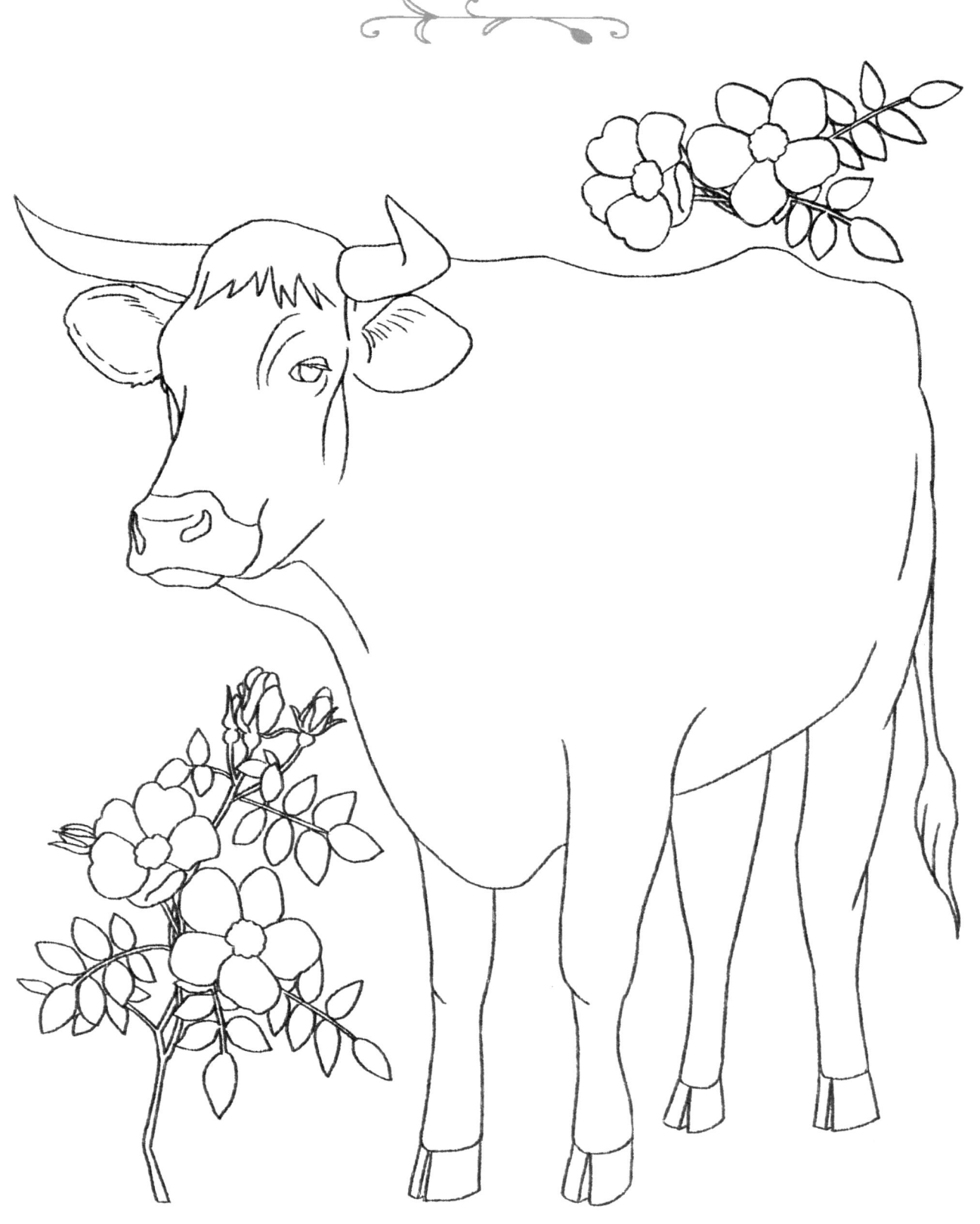

가축들을 가까이서 본 기억이 있나요?

변신의 귀재, 카멜레온

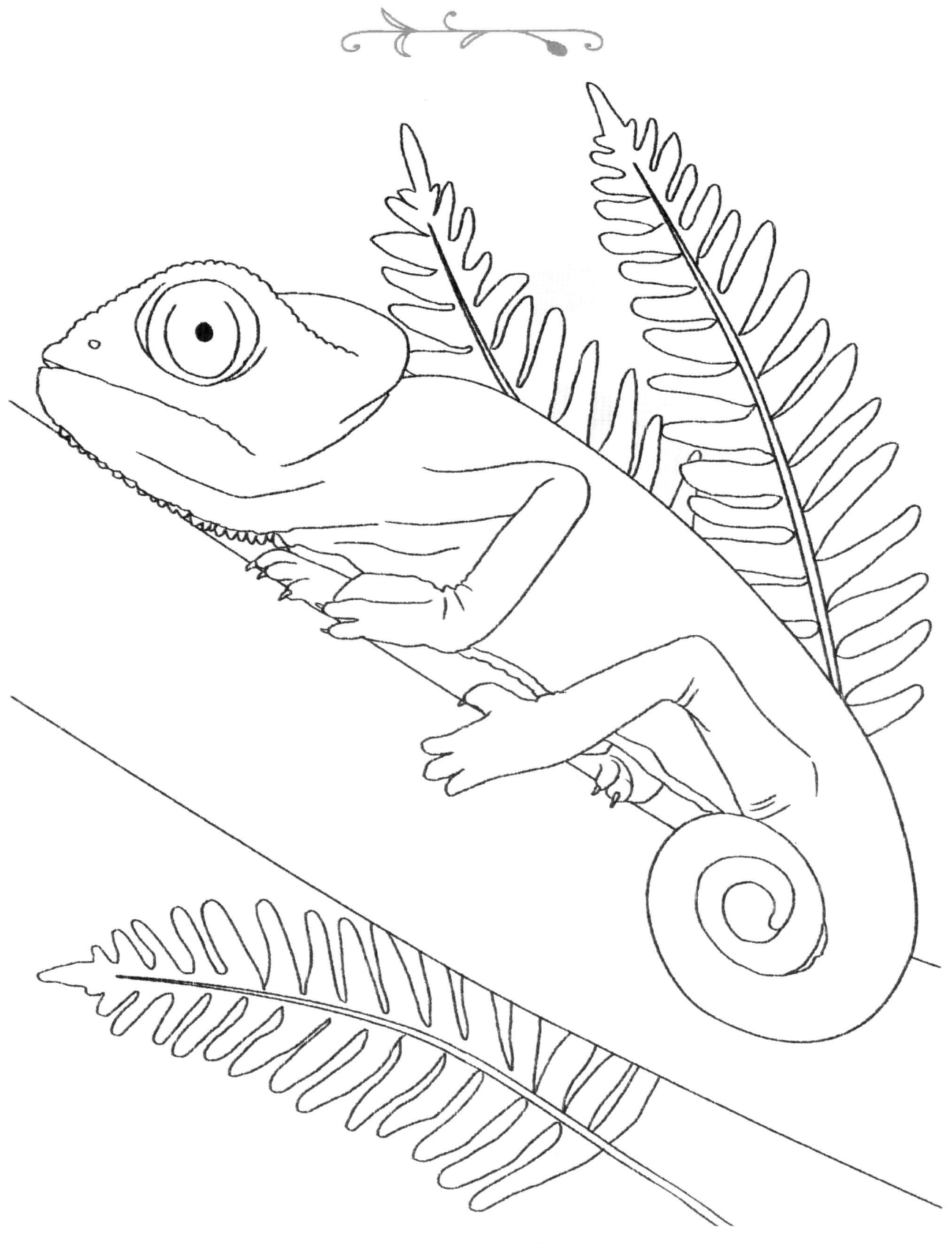

동물과 관련된 추억이 있나요?

날렵한 고양이

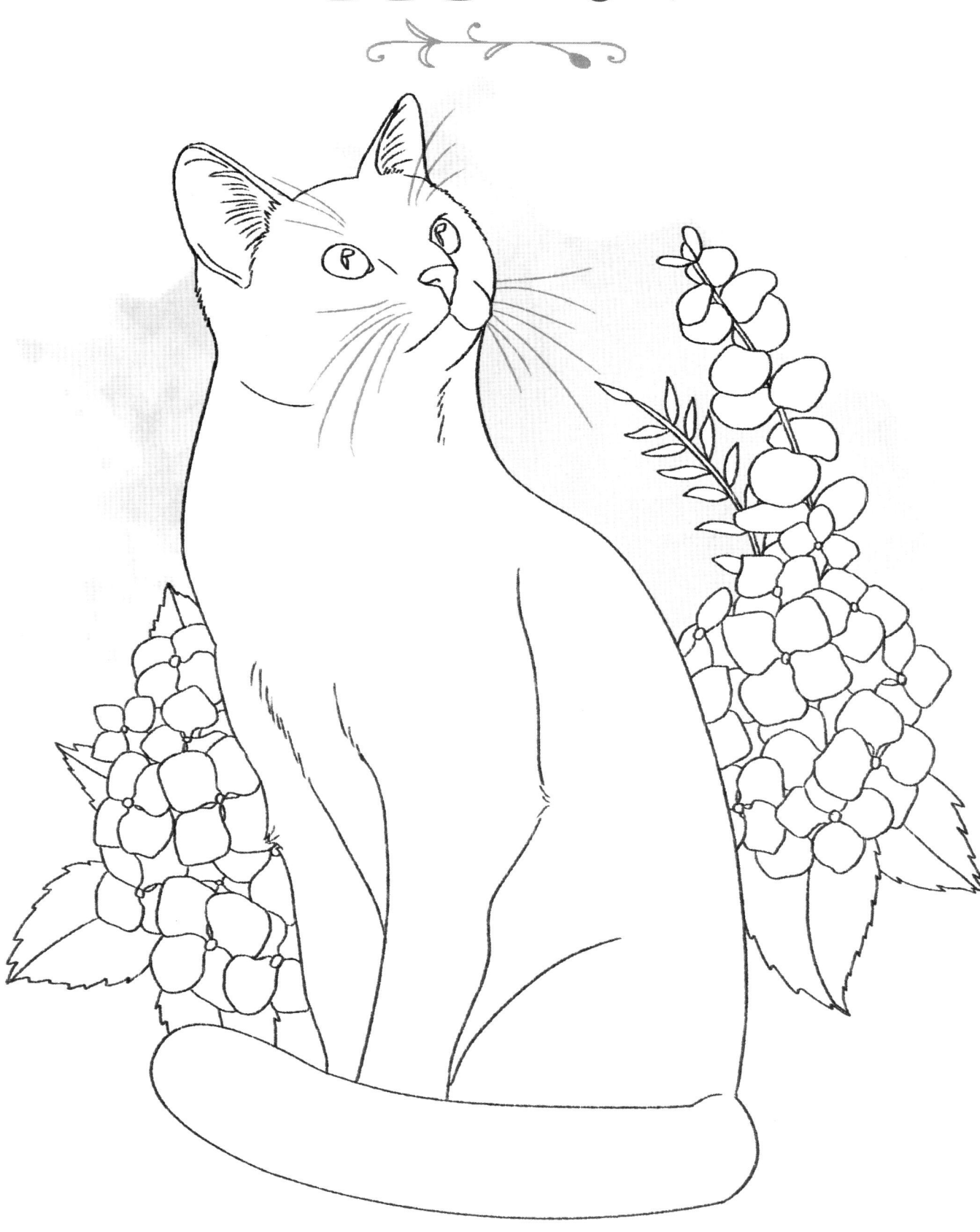

기르고 싶은 동물이 있나요?

무시무시한 뱀

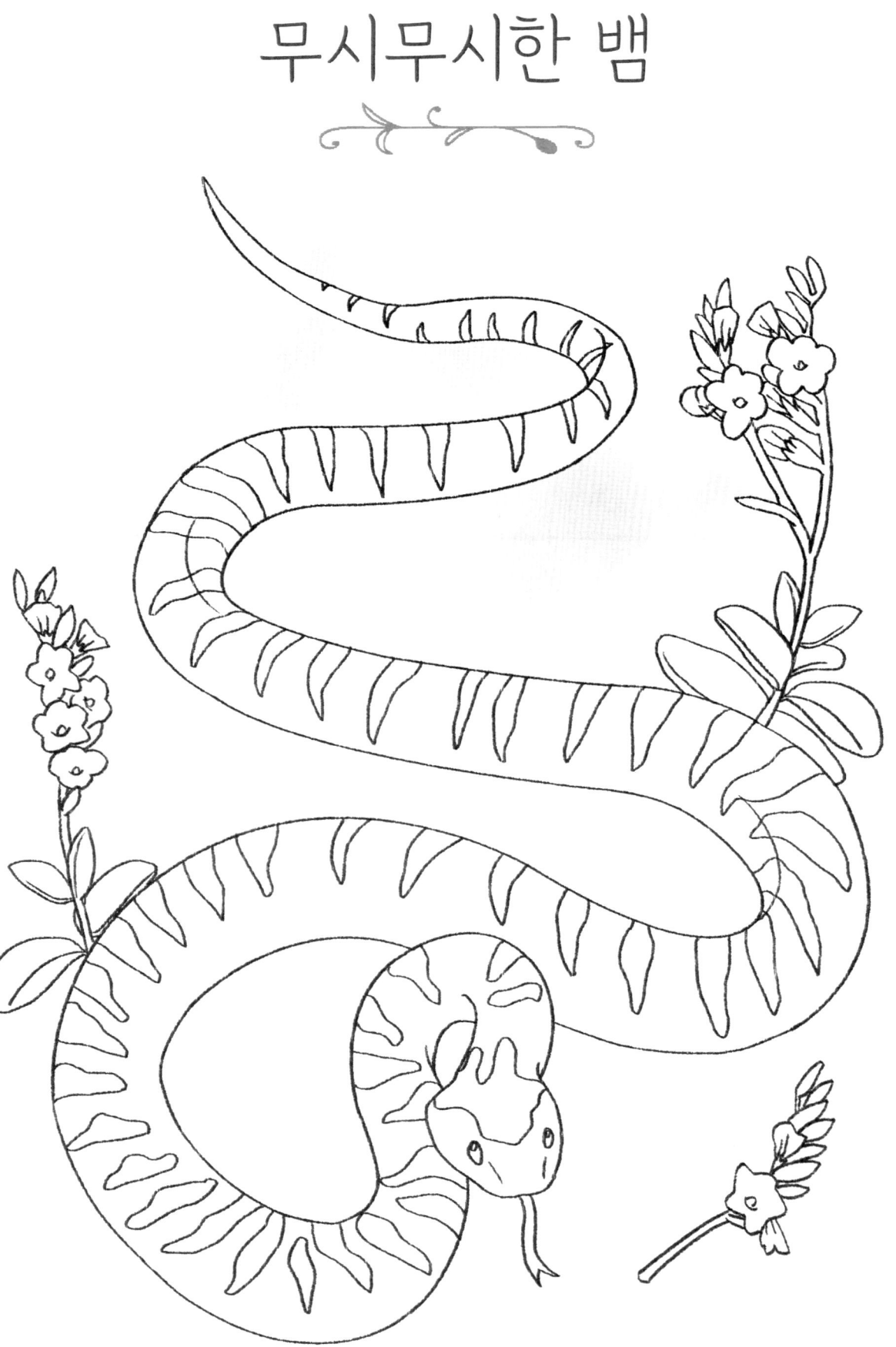

뱀을 마주쳤을 때의 대처법을 알고 있나요?

우리나라의 상징, 호랑이

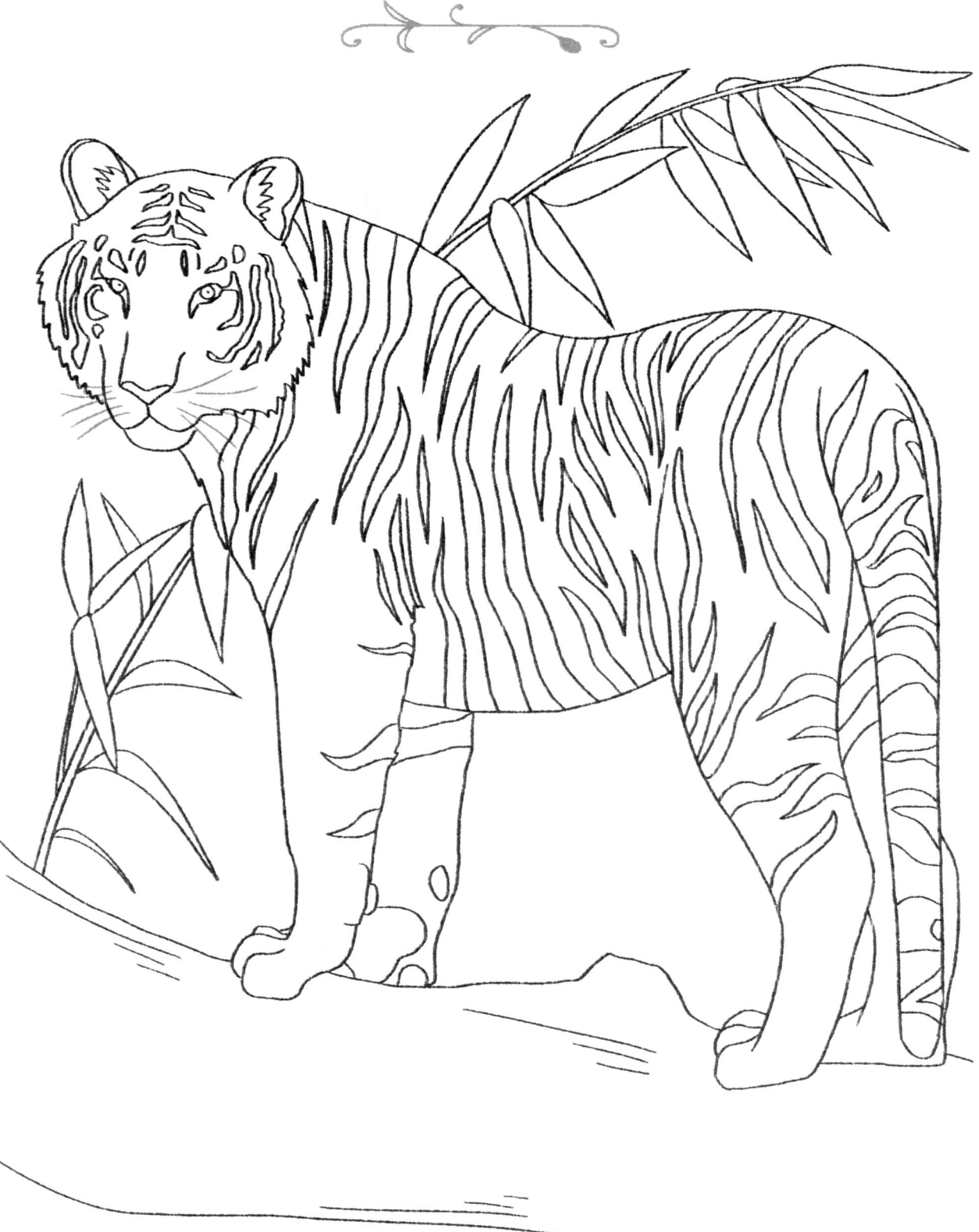

호랑이와 얽힌 구전 설화를 알고 계시나요?